Notes

sur

quelques annuaires médicaux

du XVIIIe siècle

et sur leurs auteurs

Un « Essai » sur l'Allemagne
extrait d'un annuaire médical pour 1777

PAR LE

Dr Paul DORVEAUX

Bibliothécaire en chef
à l'École supérieure de Pharmacie de Paris

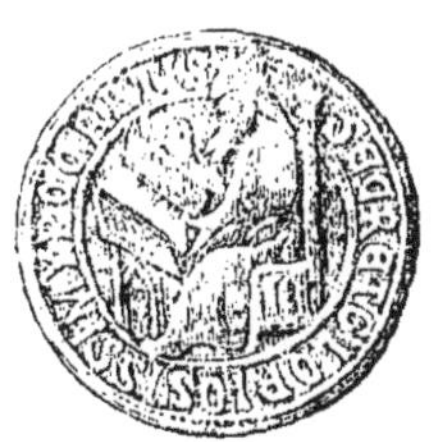

PARIS

HONORÉ CHAMPION

5, QUAI MALAQUAIS, 5

1912

Bibliothèque historique de la « Franco Médicale »

Notes

sur

quelques annuaires médicaux

du XVIIIᵉ siècle

et sur leurs auteurs

Un « Essai » sur l'Allemagne
extrait d'un annuaire médical pour 1777

PAR LE

Dᵣ Paul DORVEAUX

Bibliothécaire en chef
à l'École supérieure de Pharmacie de Paris

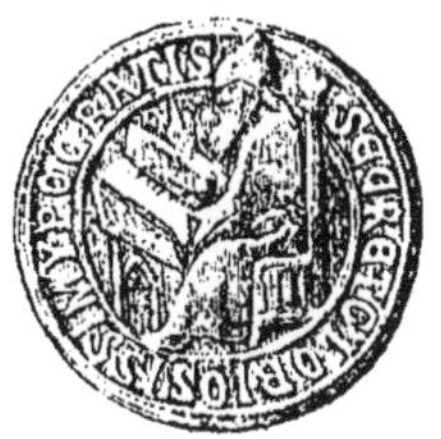

PARIS
HONORÉ CHAMPION
5, QUAI MALAQUAIS, 5

1912

Notes sur quelques annuaires médicaux du XVIIIe siècle et sur leurs auteurs. — Un « essai » sur l'Allemagne extrait d'un annuaire médical pour 1777.

L'invention des annuaires (1) médicaux date du règne de Louis XV. En 1772, paraissait à Bouillon (2) un *Etat des médecins et chirurgiens de France* (3), qui n'eut pas de suite.

Au début du règne de Louis XVI, deux médecins de Paris renouvelaient la tentative faite à Bouillon ; mais cette fois, au lieu de s'en tenir aux médecins et aux chirurgiens de France, ils dressaient la liste des médecins, des chirurgiens et des apothicaires établis en Europe, et ils y joignaient toutes sortes de rensei-

(1) Le mot *annuaire* est relativement récent : il date des premières années de la Révolution (1795). Auparavant, on disait : *état, almanach, calendrier*, etc.

(2) En 1760, Pierre Rousseau (de Toulouse) avait fondé à Bouillon une imprimerie très importante, connue sous le nom de « Société typographique de Bouillon ». De cet établissement sont sortis la *Gazette salutaire*, la *Gazette des gazettes*, le *Calendrier intéressant ou Almanach physico-économique*, etc., et très probablement le rarissime *Etat des médecins et chirurgiens de France*.

(3) Ce livre, « contenant 172 pages petit in-12 », est mentionné dans l' « Avertissement » qui se trouve en tête de l'*Etat de médecine, chirurgie et pharmacie en Europe pour l'année 1776*. Il est tellement rare que je n'en ai point trouvé d'exemplaire.

gnements concernant ces trois professions. Leur livre, annoncé comme devant être « annuellement périodique », parut au commencement de l'année 1776, sous le titre : *Etat de médecine, chirurgie et pharmacie, en Europe, pour l'année 1776. Présenté au Roi. A Paris, chez P. Fr. Didot jeune, libraire de la Faculté de Médecine, quai des Augustins. M. DCC. LXXVI. Avec Approbation, et Privilège du Roi* (in-12 de viii-600 pages).

Les auteurs de ce livre ont omis de mettre leurs noms sur son titre ; mais on les trouve à la fin du volume, après le « Privilège du Roi »,et dans le corps de l'ouvrage.

L'un est Guillaume-René Le Febure de Saint-Ildephont, qui se dit « écuyer, docteur et professeur en médecine pour les maladies vénériennes et l'art des accouchemens, chargé des cours publics et du traitement populaire pour le mal vénérien, médecin de la Prévôté de l'Hôtel du Roi et de France, à la suite de la Cour ». Il a deux domiciles : le premier, « à Paris, hors la barrière du Roule, à l'Hôtel de santé » ; le second, « à Versailles, rue Saint-Médéric, près celle des Bourdonnois (4) ».

L'autre est Alexandre-Louis de Cézan, docteur en médecine de la Faculté de Paris, et habitant de cette ville, où il demeure rue de Seine, faubourg Saint-Germain (5).

Tous deux sont auteurs dramatiques et spécialistes pour les malades vénériennes (6).

----

(4) *Etat de médecine... pour l'année 1776*, p. 174. A la page 533 de ce livre, Le Febure de Saint-Ildephont se dit : « D. M. (c'est-à-dire docteur en médecine), écuyer, directeur du traitement gratuit pour le mal vénérien, à la suite de la Cour » ; puis il reproduit la liste de ses œuvres, déjà publiée page 175.

(5) *Etat de médecine*, p. 58.

(6) Le Febure de Saint-Ildephont figure dans les recueils de biographies et dans les dictionnaires encyclopédiques ; mais de Cézan

L'*Etat de médecine*, « rempli d'erreurs, d'omissions, de critiques indécentes et de sarcasmes (7) » (ce sont les termes dont se sert M. de Montplanqua), attira toutes sortes de désagréments à son auteur principal, Le Febure de Saint-Ildephont. Non seulement les protestations et les rectifications plurent dans les journaux et particulièrement dans les *Mémoires littéraires* de Goulin (8) ; mais encore quelques malins s'amusèrent à éplucher les antécédents de Le Febure et les titres dont il avait l'habitude de se parer dans ses écrits, et notamment « dans ses annonces, affiches et placards, distribués sur le Pont-Neuf et à la foire, et collés au coin des rues (9) ».

A la suite d'une enquête menée par le *Journal de médecine* (10), il fut dévoilé au public : que Le Febure de Saint-Ildephont avait, « sous le titre d'officier », débité « en 1770 et 1771, à Avignon, à Marseille, à Montpellier, un *Syrop militaire*, un *Syrop Suisse anti-vénérien*, une *Eau préservative* (aussi anti-vé

---

n'y est point mentionné. On trouve de curieux détails sur ces deux médecins dans l'excellent ouvrage du Dʳ Paul DELAUNAY : *le Monde médical Parisien au dix-huitième siècle*, dont la seconde édition (Paris, Jules Rousset, 1906) est terminée par une précieuse table onomastique.

Ayant émigré lors de la Révolution, Le Fébure pratiqua la médecine successivement en Hollande, en Allemagne et en Italie. D'après J. S. Ensch (1ᵉʳ *Supplément à la France littéraire*, Hambourg, 1802, p 188), il fut oculiste à Vienne (Autriche), à Dresde et à Munich. En 1809, il exerçait à Munich. Nommé médecin en chef des hôpitaux d'Augsbourg le 6 mai de cette année, il y mourut du typhus deux mois plus tard, le 27 juillet 1809.

(7) *Mémoires littéraires..* (par GOULIN). Année 1776, p. 56.

(8) *Mémoires littéraires, critiques, philologiques, biographiques et bibliographiques, pour servir à l'histoire ancienne et moderne de la médecine, dédiés à Monseigneur le Garde des Sceaux, Louis XVI regnant* (par GOULIN). Année 1776, pp. 56, 81, 96 et 229.

(9) *Mémoires littéraires*, année 1776, p. 58.

(10) *Journal de médecine, chirurgie, pharmacie, etc.*, t. XLVIII, pp. 186 et 286, Paris, 1777.

rienne) » ; qu'en 1775 « il avoit osé, contre toute
vérité, se vanter qu'il avoit guéri deux cens personnes
attaquées de cancers, par l'usage intérieur de l'arse-
nic » ; etc., etc. ; en un mot, qu'il était un charlatan
fieffé. Quant au titre de docteur en médecine dont il
se parait, il fut prouvé qu'il n'existait que dans son
imagination, car « les lettres de docteur de la Faculté
d'Erfurt » et celles « d'agrégation de doctorat de la
Faculté de Nancy », qu'il exhibait à tout propos, avaient
été déclarées fausses par ces deux facultés de médecine (11).

Le privilège accordé à Le Febure lui permettait de
faire imprimer son *Etat de médecine* autant de fois
que bon lui semblerait, et de le faire vendre et débiter
par tout le royaume pendant le temps de trois années
consécutives. A la suite de « la réclamation générale
contre son livre trop satyrique », il fut « cassé par un
arrêt du Conseil » (12). Mais l'utilité d'un annuaire
médical ayant été reconnue, d'autres auteurs obtinrent
un nouveau privilège, qui leur permit de faire paraître,
au commencement de janvier 1777, l'*Etat de la médecine, chirurgie et pharmacie en Europe, et principalement en France, pour l'année 1777, dédié à
Mgr le Comte d'Artois, par une Société de Médecins*, à Paris, chez la veuve Thiboust, imprimeur,
place de Cambrai. M.DCC.LXXVII (in-12 de xxxij-
638 pages).

La « Société de médecins » auteurs de ce livre se
composait de De Horne, De La Servolle et Goulin,
dont les noms se trouvent au bas de l'épître dédica-
toire : « A Monseigneur le comte d'Artois, frère du
Roi ».

----

(11) *Journal de Médecine*, t. XLVIII, pp. 188 et 286.
(12) *Mémoires littéraires*, année 1776, p. 229. — *Journal de
médecine*, t. XLVI, p. 566, Paris, 1776.

De ces trois médecins, le plus connu est Goulin, qui fut professeur de l'histoire de la médecine à l'Ecole de médecine de Paris (13). A vrai dire, il n'était pas médecin diplômé ; mais il avait fait à Paris de sérieuses études de médecine que, seule, sa pauvreté l'avait empêché de poursuivre jusqu'au doctorat. Il avait été passablement malmené dans l'*Etat de médecine pour 1776* (14), qu'il « avait eu le dessein de composer », et dont il « avait développé le plan au sieur Le Febure» qui se l'était approprié (15). Dans l'*Etat de la médecine pour 1777*, il figure (p. 407) parmi les « associés correspondans » du Collège royal de médecine de Nancy, avec le titre de « membre des académies de La Rochelle, d'Angers, de Nîmes, de Lyon, de Villefranche-en-Beaujolois, et de la Société littéraire de Châlons-sur-Marne ».

De La Servolle est le moins connu des trois. Fils d'un docteur en médecine établi à Beaupuy, près Montignac-le-Comte, en Périgord (16), il avait reçu le bonnet doctoral à l'Université de Montpellier. Au com-

---

(13) La biographie de Goulin a été publiée en 1800, sous le titre suivant : *Mémoire historique, littéraire et critique sur la vie et sur les ouvrages tant imprimés que manuscrits de Jean Goulin, professeur de l'histoire de la médecine à l'Ecole de Médecine de Paris*, par Pierre Sue... Paris, chez Blanchon, an VIII (in-8° de VIII-127 p.). De ce *Mémoire*, le Dr A. Phillippe, auteur de l'*Histoire des Apothicaires*, a tiré un « Essai historique, critique et littéraire sur la vie et les ouvrages de Jean Goulin, médecin, né à Reims », lequel a été publié dans les *Annales de l'Académie de Reims*, 1er volume : 1842-1843, Reims, 1843, pp. 419-438.

Jean Goulin figure dans tous les recueils de biographies. Né à Reims le 10 février 1728, il fut un érudit et un auteur fécond, qui toute sa vie lutta contre la misère. Il était depuis peu de temps professeur de l'histoire de la médecine à l'Ecole de médecine de Paris, lorsque la mort vint le surprendre, le 11 floréal an VII (30 avril 1799)

(14) *Etat de médecine pour 1776*, pp. 241, 263, etc.

(15) *Mémoires littéraires*, année 1776, p. 229.

(16) Aujourd'hui département de la Dordogne.

mencement de l'année 1777, il était « médecin consultant de monseigneur le comte d'Artois, chez M. le premier médecin du Roi, en Cour, et à Paris, rue Christine » ; de plus, il partageait avec son père l'honneur de faire partie de la Société et Correspondance royale de médecine pour les maladies épidémiques, en qualité de membre « adjoint en province (17) » et d'être « associé regnicole » de la Société royale de médecine. En l'an X (1802), il s'appelle Laservolle et demeure rue de la Harpe, n° 132, à Paris (18).

Il a collaboré au *Nouveau Dictionnaire universel et raisonné de médecine, de chirurgie et de l'art vétérinaire* (6 vol. in-8°), publié en 1772, à Paris, chez la veuve Duchesne, « par une Société de Médecins », qui se composait de « Nicolas, docteur en médecine du Collège de Nancy », de « Demarque, docteur en médecine de la Faculté de Bordeaux » et de « La Servolle fils, docteur de la Faculté de Montpellier ».

De Horne (19) est mentionné trois fois dans l'*État de la médecine pour 1777* (20) : et d'abord à la page 35, où on lit ce qui suit : « De Horne, D. R., médecin ordinaire de madame la comtesse d'Artois, ancien médecin des camps et armées du Roi, et en chef de

---

(17) *État de la médecine... pour 1777*, pp. 33, 232 et 357. Dans cet ouvrage, De La Servolle est appelé parfois (pp. 33 et 357) La Servolle.

(18) *Dictionnaire des médecins, chirurgiens et pharmaciens français*. Paris, Moreau et Cⁱᵉ, an X, p. 8, col. I. — De la Servolle est mentionné dans *le Monde médical Parisien au XVIIIᵉ s.*, par le Dʳ Paul DELAUNAY, pp. 148, 155, 161, 268.

(19) De Horne a écrit son nom en deux mots dans toutes ses publications, sauf dans son *Journal de médecine militaire* (Paris, 1782-1789, 8 vol. in-8°), où il a adopté la graphie « Dehorne ».

(20) Dans l'*État de médecine pour 1776*, De Horne figure à la page 163, parmi les « médecins de Mgr le duc d'Orléans », avec la mention : « De Horne, ancien premier médecin de l'Hôpital royal et militaire de Metz », et l'indication de ses œuvres publiées jusqu'alors.

l'Hôpital militaire de Metz, censeur royal, à Paris, au Palais Royal » ; puis, à la page 39, où il est le dernier des médecins de M. le duc d'Orléans ; enfin à la page 248, parmi les « censeurs royaux pour les livres de médecine ».

De Horne a publié plusieurs ouvrages : des traités sur les maladies vénériennes, un *Journal de médecine militaire* en 8 volumes, etc. On n'y trouve aucune trace de son prénom.

Les initiales D. R., qui suivent son nom dans l'*État de la médecine*, signifient *docteur de Reims*. Elles ont été prises pour les initiales de ses prénoms par le bibliographe allemand J. S. Ersch (21), qui a été copié par Quérard (22). Depuis Quérard, cette erreur a été reproduite dans tous les catalogues de bibliothèques, dans les bibliographies et dans les recueils de biographies.

Le Dr Guelliot (23) a donné, en 1889, le titre de la thèse quodlibétaire, soutenue à Reims par Jacques de Horgne (*sic*), de Verdun, « qui, dit-il, orthographia plus tard son nom *de Horne* », et la date de sa réception au doctorat en médecine : 15 octobre 1745. En 1898, l'état des services de cet illustre médecin militaire était publié par Rouis (24), et l'abbé Poirier (25) découvrait dans les registres de la paroisse Saint-

---

(21) Ersch (J.-S.). *La France littéraire contenant les auteurs français de 1771 à 1796*, t. II, p. 188, Hambourg, 1797. — [1er] *Supplément à la France littéraire*, p. 255, Hambourg, 1802.

(22) Quérard (J.-M.). *La France littéraire*, t. IV, p. 138, col. 2, Paris, 1830.

(23) Guelliot (Octave). *Les Thèses de l'ancienne Faculté de médecine de Reims*. Reims, 1889, p. 126.

(24) Rouis (J.-L.). *Histoire de l'Ecole impériale du service de santé militaire instituée en 1856 à Strasbourg*. Paris et Nancy, 1898, p. 43. Rouis a interprété les initiales D. R., *démonstrateur royal*.

(25) Poirier (l'abbé F.-J.). *Metz. Documents généalogiques*, Paris, 1899, p. 327, col. 1, et p. 508, col. 2.

Marcel à Metz l'acte de mariage de « Jacques de Horne
conseiller du Roi (Louis XV) et son médecin ordinaire,
médecin de l'Hôpital militaire de Verdun, ancien médecin des camps et armées du Roi, inspecteur des
hôpitaux, fils de Charles de Horne, intéressé dans les
affaires du Roi (26), et de Marie-Thérèse Michel », avec
Elisabeth Plaisant, qui était le septième enfant de
« Joseph-Hyacinthe Plaisant, intéressé dans les affaires du Roi, receveur des revenus des abbayes de Saint-
Symphorien et de Saint-Vincent et de la seigneurie de
Florange ». Ce mariage avait été célébré le 4 décem-
bre 1757.

De Horne a débuté dans la carrière médicale comme
praticien à Verdun, où il a exercé pendant 15 ans ;
ensuite il a été attaché à l'Hôpital militaire de cette
ville durant 13 autres années, de 1753 à 1765 (27).
Pendant ce laps de temps, il prit part à la guerre de
Sept ans et fit la campagne de 1757 avec l'armée du
bas Rhin. D'après les observations sur les maladies de
cette armée, qu'il a publiées dans son *Journal de médecine militaire* (t. I, pp. 53-97, Paris, 1782), il fut
affecté successivement aux hôpitaux de Marche-en-
Famine, de Limbourg dans les Ardennes, de Wesel,
de Corvey, de Hoexter et de Hameln, puis envoyé à Mag-
debourg pour combattre l'épidémie qui sévissait sur les
prisonniers français internés dans cette ville. C'est à
son retour d'Allemagne qu'il se maria à Metz.

De Verdun, il passa à l'hôpital militaire de Metz
comme médecin en chef. Ayant quitté le service, il

---

(26) « On appeloit autrefois *sous-fermiers* ceux qui prenoient
des sous-fermes des Fermiers généraux. Pour se donner du relief
ils ont substitué à cette dénomination celle *d'intéressés dans les
affaires du Roi.* » (*Dictionnaire de Trévoux.* Nouvelle édition,
t. VII, p. 811. col. 2, Paris, 1771.)

(27) Rouis, *loc. cit.*, p. 43.

vint exercer à Paris, où il acquit tout de suite une situation éminente.

En 1789, il était : « premier médecin consultant des camps et armées du Roi, de madame la comtesse d'Artois et de S. A. S. Mgr le duc d'Orléans ; de la Société royale de médecine ; censeur royal ; médecin aux rapports pour la salubrité de Paris; membre honoraire du Conseil de santé des hôpitaux militaires » (28).

L'*État de la médecine pour 1777* n'eut pas le succès sur lequel ses auteurs avaient compté, car, au mois de janvier 1778, il en restait encore « quelques exemplaires », que l'on pouvait se procurer chez « Goulin, à Paris, rue de la Parcheminerie » (29). Cette mévente fut cause que la nouvelle édition annoncée ne fut point publiée. Vingt-cinq ans plus tard, paraissait le *Dictionnaire des médecins, chirurgiens et pharmaciens français légalement reçus avant et depuis la fondation de la République française, publié sous les auspices du Gouvernement* (Paris, chez Moreau et Cie, an X).

Des trois rédacteurs de l'*État de la médecine pour 1777*, De Horne est le seul qui ait séjourné un certain temps en Allemagne. C'est donc lui, bien certainement, qui est l'auteur du curieux « essai » suivant, qui se trouve en tête de ce livre (pp. ix-xxxj).

P. **Dorveaux**.

---

(28) *Journal de médecine militaire*, t. VIII, Paris, 1789.
(29) *Journal de médecine, chirurgie, pharmacie*, t. XLIX, p. 95, Paris, 1778.

ESSAI

SUR LA MANIÈRE DONT LES ALLEMANDS
PRATIQUENT LA MÉDECINE RELATIVEMENT A LEUR CLIMAT,
A LEUR NOURRITURE, A LEURS HABITUDES,
ET A LEUR CONSTITUTION PRIMITIVE ET ACQUISE,
COMPARÉE A CELLE QUI EST EN USAGE EN FRANCE.

L'empire d'Allemagne est composé de plusieurs états libres et immédiats de diverses grandeurs, qui sont unis entr'eux et reconnoissent l'empereur pour leur chef.

Il a pour bornes la mer Baltique et le Danemarck au septentrion, la Hongrie et la Pologne à l'est, les Alpes, l'Italie et la Suisse au sud, les Provinces unies et la France à l'ouest : il y a environ 240 lieues de la mer Baltique aux Alpes, et 200 depuis le Rhin jusqu'à la Hongrie.

L'Allemagne est située dans sa plus grande étendue entre le 45° degré 4 minutes et le 50° 40 minutes de latitude septentrionale, et entre le 23° degré 30 minutes et le 36° 52 minutes de longitude.

Quoique en général l'air soit assez tempéré en Allemagne, on remarque cependant une grande variation dans ses qualités : sa chaleur, sa pureté, sa salubrité ne sont pas égales partout, ce qu'il faut attribuer à la situation septentrionale ou méridionale des différentes provinces de cet empire, mais aussi (*sic*) à la distance plus ou moins grande de la mer.

Il y a en Allemagne beaucoup de chaînes de montagnes, ainsi que des montagnes isolées ; quelques-unes offrent aux curieux des antres profonds et des grottes naturelles, où il y a diverses pétrifications remarquables.

On voit encore aujourd'hui des restes précieux des

anciennes forêts qui couvroient autrefois l'Allemagne ;
mais le nombre diminue tous les jours, et dans certai-
nes provinces on manque déjà de bois, et on y supplée
par la tourbe et le charbon de terre : outre le chêne,
le hêtre, le tremble et le bouleau, on y trouve le fresne
et la melesse (30) et différentes espèces de sapins. La
Franconie, et surtout le territoire de Bamberg, pro-
duisent beaucoup de réglisse. Le bas Palatinat offre des
forêts entières de châtaigniers. L'Allemagne est arro-
sée d'un grand nombre de fleuves et de rivières qui sont
richement pourvus de toutes sortes de poissons. Les
principaux fleuves sont : le Danube, qui prend sa source
en Souabe ; le Rhin, dans le pays des Grisons ; le Mein,
dans la principauté de Bareith ; l'Elbe, en Silésie ;
l'Oder, en Moravie. Le Weser est formé par la Wera
et la Fulde. Cet empire renferme aussi plusieurs lacs ;
les plus remarquables sont le lac de Constance et le lac
de Chiem-See, appelé autrement la mer de Bavière (31).

La terre en Allemagne est très-fertile, et elle produit
toutes les choses utiles et nécessaires à l'homme, comme
seigle, froment, maïs, orge, avoine, pois, fèves, lentilles,
bled sarrasin. L'agriculture, en quoi consiste la seule
véritable richesse, s'y perfectionne tous les jours : on
cultive du ris en Moravie ; on en a fait aussi un essai en
Saxe. On récolte en Allemagne du houblon, de l'anis,
du cumin, du tabac, de la garance, du safran, des
pommes de terre, des fruits et légumes de toute espèce.
L'Allemagne a des vins fameux, tels que celui du
Rhin, de Moselle, de Franconie et du Neckar.

Le nombre d'eaux minérales et de bains chauds est
considérable en Allemagne, et la plupart sont situés

---

(30) De nos jours on dit : *le mélèze*. Le mot *mélèse* ou *mélèze*
a été féminin jusque vers la fin du xviiie siècle.

(31) Ces détails sont extraits de *Erdbeschreibung* par Busching,
ouvrage qui fut traduit en français et publié sous le titre : *Géo-
graphie universelle*, Paris, 1768.

dans les états d'Autriche. En Bohême, on trouve les bains de Karlsbad et de Teplitz, les eaux d'Egra (32), celles de Sedlitz, qui sont purgatives ; dans le comté de Glatz, le bain chaud de Landeck et les eaux aigres de Cudowa ; celles de Reinerz et de Alt-Wilmsdorf. En Silésie est le bain chaud de Warmbrunn ; en Bavière, le bain d'Abach ; dans le duché de Wurtemberg, celui de Wildbad et les fontaines aigres de Gœppingen. On distingue dans le pays du Rhin les bains chauds de Wiesbaden et de Schlangenbad, les eaux aërées de Schwalbach, celles de Niederselters, que nous appelons *eaux de Seltz ;* vers le bas Rhin et dans le pays de Liège, les eaux sulphureuses d'Aix-la-Chapelle, et les eaux ferrugineuses aërées de Spa. Il y a beaucoup de fontaines salutaires en Franconie, entr'autres celle de Markburghernhein (*sic*) ; elles ne manquent point dans les deux cercles de Saxe, et en Westphalie ; celles de Pyrmont sont les plus renommées, et elles sont aërées ferrugineuses.

Les Allemands sont communément assez robustes ; ils sont braves, bons soldats ; ils soutiennent aisément et patiemment les fatigues et les travaux ; ils sont très soumis à l'ordre public et aux loix ; ils mettent presque toujours beaucoup de lenteur dans leurs opérations ; ils ont communément la démarche lente et compassée. Ils sont économes, sérieux, froids, et se livrent difficilement aux personnes qu'ils ne connoissent pas ; mais quand on gagne leur affection, il n'y a pas d'amis plus sincères ; ils n'éprouvent guère de passions fortes ; ils ont un goût particulier et décidé pour la musique.

Les femmes allemandes sont très attachées à leurs devoirs, assujetties aux usages et à la décence ; tendres mères, épouses fidèles et soumises, elles ne se commu-

---

(32) *Eaux d'Egra,* ce sont les eaux de *Franzensbad,* localité qui s'appelle encore *Franzensbrunn* et *Egerbrunn.*

niquent guère au dehors. Un de leurs plaisirs, c'est
de prendre à plusieurs reprises du thé ou du caffé
en assez grande quantité. La vie sédentaire qu'elles
mènent, et cette excessive boisson chaude les rendent
sujettes aux pâles couleurs, aux maux d'estomac, au
scorbut, et les disposent à la consomption. L'abus du
thé, et du beurre surtout, procure le relâchement des
fibres, en émousse le sentiment et les réduit dans une
espèce de stupeur ; par cet abus, les fibres sont perpé-
tuellement macérées par un déluge d'eau chaude, et la
circulation perd beaucoup de sa force. Il y a en Allemagne peu de femmes hystériques.

Les Allemands mangent beaucoup de viande salée,
de poisson sec, fumé et salé, de pâtes de toutes espèces ; ils usent copieusement de légumes frais ou
d'autres, fermentés et aigris, parmi lesquels le chou
tient le premier rang : ils mangent peu de pain, et
celui de seigle leur paroît préférable à tous les autres.
Les Westphaliens mangent du pain de seigle, sans se
permettre la séparation du son ; on nomme ce pain
bonpournickel (33) : Hoffmann en fait l'éloge, et pré-
tend que c'est principalement à ce pain que les Westphaliens doivent leur force et leur santé (34). C'est pour
prévenir sans doute les sucs visqueux et indigestes qui
pourroient résulter de l'usage continué du pain de sei-

---

(33) *Bonpournickel*, expression française devenue *Pumpernickel*.
Voici l'origine de ce mot : Un cavalier français, nouveau venu en
Westphalie, s'écria, à la vue du pain noir du pays qu'on lui
offrait : « Ça, c'est *bon pour Nickel !* » Nickel était le nom de son
cheval.

(34) Hoffmann (Friedrich). *De pane grossiori Westphalorum,
vulgo Bonpournickel.* Halae Magdeb., 1695. Une traduction française de cette dissertation a été publiée dans le *Dictionnaire universel de médecine* par James, traduit de l'anglais par Diderot,
Eidous et Toussaint, t. II, col. 955-959, art. « Bompournickel »,
Paris, 1746. De ce dictionnaire, le mot « Bompournickel » a passé
dans le *Dictionnaire de Trévoux* (éditions de 1752 et de 1771).

gle que les Allemands y associent des graines chau-
des, comme celles de carvi, de cumin, d'anis, etc. Ces
graines entrent aussi dans la composition de leurs fro-
mages, dont ils font une très grande consommation.

Ils boivent beaucoup de bierre, forte ou foible, suivant les circonstances ou leur goût ; ils se livrent à
cette boisson avec une avidité et une constance incroyables, même entre leurs repas, ce qui concourt encore
à relâcher leur estomac, trouble les digestions, produit des ventosités, détermine les engorgemens lymphatiques et dispose conséquemment aux obstructions.
L'eau-de-vie de grain ou de genièvre, qu'ils prennent
comme un correctif, quelquefois en trop grande quantité, ne sert encore qu'à épaissir la lymphe, et à accélérer les maux qu'ils cherchent à prévenir.

Les Allemands sont très-propres dans leurs maisons :
elles sont lavées presque toutes les semaines dans la
plus grande partie de l'Allemagne, en-dedans et en-
dehors, ce qui les rend nécessairement humides, mal-
gré le sable dont on se sert pour sécher et recouvrir
les planchers.

Les Allemands habitent des poëles très-chauds, et
couchent la plupart entre deux lits de plume (35), ce
qui, en excitant des sueurs trop abondantes, dépouille
insensiblement le sang de sa partie la plus fluide et la
plus nécessaire à la circulation. Cet inconvénient, joint
au défaut de mouvement pendant l'hiver, débilite les
digestions, en produit de mauvaises, d'où résultent des
levains visqueux, l'engorgement successif des couloirs,
la diminution des sécrétions et une disposition à la
putridité.

Exposés à un air extérieur, souvent très-froid pendant l'hiver, ils rentrent dans leurs maisons où ils trou-

(35) De nos jours, les paysans des environs de Metz couchent
encore « entre deux lits de plume », qu'ils appellent des *plumons*.

vent des poêles excessivement chauffés, dans des chambres très-petites et calfeutrées de manière qu'elles sont inaccessibles à l'air, ce qui les oblige à s'y tenir souvent en chemise, et les détermine, comme par instinct, à boire, trop copieusement sans doute, de la bierre, dans l'intention de réparer les pertes et de fournir du liquide à la circulation.

L'inconvénient des poêles trop chauds est encore plus grand, quand ils sont obligés de les quitter pour aller s'exposer à l'air extérieur ; toutes les précautions qu'ils prennent alors pour se garantir du froid n'empêchent pas toujours qu'ils n'en ressentent une impression très-vive, et qu'il n'en puisse résulter des congestions lymphatiques dans la plèvre, et des pleurésies et péripneumonies séreuses, qui doivent être, et qui sont véritablement beaucoup plus fréquentes que les sanguines dans ce climat. En effet, par leur manière de vivre et de se gouverner, la pituite lente et visqueuse qui abonde dans leurs tempéramens se porte de préférence aux poumons, comme au viscère le plus lâche ; elle concourt aussi à produire les humidités des yeux, du nez et de la bouche, très-communes en ce pays.

Il est rare qu'en Allemagne les maladies aiguës soient décidément inflammatoires ; la constitution des malades ne le comporte pas ; les globules rouges de leur sang n'ont pas assez de cohérence. Les maladies sont ordinairement produites par le retard et par le suppression subite de la sueur et de la transpiration, et entretenues par une grande quantité de saburre dans leurs premières voies. Ces causes donnent rarement lieu en ce pays à des symptômes d'une inflammation bien décidée ; mais si elles étoient secondées par quelqu'autre cause plus stimulante, comme les grands froids, les vents du nord ou de l'est, alors les humeurs se condensent davantage, les fibres se roidissent de plus en plus, et il en résulte des engorgemens d'un caractère inflammatoire. Dans ce cas, les effets du froid s'étendent jusqu'aux viscères, et surtout au poumon qui est directement exposé au contact immédiat de l'air qui s'y renouvelle sans cesse. Les Allemands reconnoissent bien le danger de cette impression meurtrière, car, pour la prévenir, ils vont toujours, pendant les grands froids, la bouche couverte avec un mouchoir, quand ils sont obligés de s'exposer à l'air extérieur.

Les Allemands fument avant et après le repas, et quelques-uns pendant toute la journée. Cet exercice, s'il était modéré, pourroit avoir ses avantages, même pour la digestion, en renouvellant la sécrétion des glandes qui tapissent la bouche ; mais par l'abus qu'ils en font, l'estomac est privé d'une trop grande portion de salive, qu'ils rejettent continuellement et mal à propos, et la digestion en est nécessairement plus laborieuse et plus incomplette.

De tout ce qui vient d'être dit, on peut conclure que le tempérament des Allemands tient toujours quelque chose du phlegmatique, lors même qu'il ne l'est pas décidément ; que quand leurs fibres n'auroient pas originairement la laxité qui constitue ce tempérament, elles l'acquerroient insensiblement par la quantité excessive de thé et de liqueurs visqueuses dont ils les abreuvent ; que la transpiration et la sueur qu'ils excitent l'hiver par la chaleur excessive des poëles, loin de rétablir l'équilibre de la circulation, ne sert quelquefois qu'à surcharger les solides par l'épaississement des liquides qui en résulte ; qu'ils doivent être conséquemment sujets à tous les engorgemens lymphatiques, aux obstructions, aux fièvres intermittentes, putrides, pourprées, et au scorbut ; que quand même ils éprouvent quelque maladie inflammatoire, elle ne l'est jamais absolument ni totalement, et qu'il s'y mêle presque toujours de la saburre, qui la fait dégénérer aisément en putridité.

Que l'on rapproche ensuite ce tempérament national de celui du François, naturellement vif, ardent, sanguin, et confirmé tel par l'éducation, par la nourriture plus succulente, par la boisson d'un vin plus fumeux et par un exercice plus continué; qu'on voie le François environné d'un air plus tempéré, plus sec, plus élastique; qu'on le suive dans ses logemens, communément plus vastes, plus élevés, et moins exactement séparés de l'air environnant, et échauffés par un feu de cheminée qui renouvelle l'air et qui n'énerve pas comme celui des poëles; on verra que les maladies inflammatoires doivent être beaucoup plus fréquentes dans cette nation, qu'elles le sont d'autant plus qu'on approche davantage du midi; que les fièvres, même intermittentes, sont presque toujours accompagnées de la pléthore; que les nerfs sont aisément agités, irrités; que les maladies nerveuses, hystériques, y sont très-communes; que les femmes y ont des règles plus abondantes et plus souvent répétées qu'en Allemagne, qu'elles les conservent plus long-temps, et qu'elles éprouvent plus d'accidents à leur cessation.

Si, à cette manière générale d'être, on joint les alimens plus nourrissans, plus succulens, qui sont en usage en France, la grande quantité de pain devenue nécessaire à la nation, le goût presque universel pour les ragoûts exaltés, pour les vins fumeux ou de liqueur, le penchant naturel à la volupté et à plusieurs excès, on verra que les fibres sont presque toujours tendues et disposées à l'irritation, ce qui donne aux moindres stases, aux moindres engorgemens qui surviennent, un caractère de phlogose et une disposition à l'inflammation.

Quelle que soit la maladie qu'un médecin allemand ait à traiter, il emploie rarement la saignée; il faut que la pléthore lui soit bien démontrée, que la surcharge des vaisseaux sanguins ne soit point équivoque, et que

ce secours lui paroisse d'une nécessité première, pour
qu'il y ait recours ; et dans le cas où il est obligé de
saigner, il ne répète pas volontiers ni souvent cette
opération ; elle ne lui paroît n'être ordinairement qu'un
remède préparatoire ou palliatif ; et hors le cas d'une
inflammation bien décidée (cas plus rare en Allemagne
qu'en France), il croit la saignée souvent peu nécessaire ou peu convenable à la position de ses malades.
Qu'on se rappelle en effet le tempérament primitif des
Allemands, celui qui naît de leur manière de vivre, de
leurs habitudes, on verra qu'on a presque toujours
à combattre chez eux la surabondance relative de la
lymphe, et à craindre son épaississement, et dans cette
disposition des sucs, la saignée, loin de concourir à
faciliter ou à rétablir la liberté de la circulation, n'est
quelquefois qu'un moyen de plus pour la retarder ou
pour l'affaiblir. C'est pourquoi, dans les fièvres intermittentes produites ordinairement par la saburre, dans
les catarrhes, maux de gorge où la viscosité de la
lymphe, jointe à la saburre, produit des symptômes
quelquefois effrayans, dans les dysenteries, qui sont
presque toujours le produit des digestions viciées ou des
sucs acrimonieux et irritans qui se séparent dans le
foie ou dans les autres couloirs des intestins, la saignée leur paroît non seulement inutile, mais souvent
nuisible ; les maux de tête, la dureté, la tension du
pouls, la chaleur, la rougeur du visage, le malaise
général ne leur paroissent être dans ce cas qu'un effet
secondaire produit par le transport de la matière fébrile
ou catarrhale, qui, agissant sur les fibres artérielles,
les stimule, les irrite et en augmente plus puissam-
ment les vibrations ; ils sont d'autant plus déterminés à
ne pas regarder la saignée comme nécessaire en ce cas
que, sans son secours, tous ces symptômes s'appaisent
quelquefois à mesure que la matière se divise, s'atténue,
est rendue évacuable, et qu'elle s'évacue en effet.

En France, au contraire, dès qu'on s'apperçoit qu'il y a douleur, qu'il y a chaleur et que les vibrations du pouls sont fortes et répétées, on craint toujours l'inflammation, et eu égard au tempérament des malades, généralement plus sanguins qu'en Allemagne, à la qualité plus subtancielle et plus succulente des alimens, aux boissons plus spiritueuses, on est disposé à regarder la pléthore comme cause ou effet de la plupart des maladies. Mais si l'on a supérieurement raison, quand il s'agit de maladies aiguës, si alors les saignées multipliées sont indispensables en France, et si dans ce cas l'abus qu'on en pourroit faire, n'a pas les mêmes inconvéniens que le défaut opposé, il faut aussi convenir que ce remède si excellent par lui-même est souvent trop légèrement prodigué, quand on traite des gens du peuple sur-tout, et que les Allemands ne sont point aussi blâmables de lui préférer quelquefois les ventouses et les sangsues, qui, tirant le sang de la circonférence, ne causent jamais un relâchement trop subit, ni un épuiment aussi marqué : d'ailleurs, comme les vaisseaux de la veine porte sont, généralement parlant, plus susceptibles d'embarras et d'engorgement dans la constitution primitive et acquise des Allemands, ces sortes de saignées locales leur conviennent mieux et suffisent souvent pour désemplir les vaisseaux surchargés, et elles ont, dans ces circonstances sur-tout, des avantages égaux et même supérieurs à la saignée du bras ou du pied, sans en avoir les inconvéniens.

Les Allemands tiennent une conduite à peu près pareille dans les apoplexies, et pour les mêmes raisons, ils croient que, dans leur climat sur-tout, il y en a peu de vraiment sanguines, qu'elles sont presque toutes produites par des indigestions, ou par des résidus indigestes et multipliés; et quand ils ont recours à la saignée, ce n'est jamais qu'après avoir évacué l'estomac par des vomitifs, et les intestins par des purgatifs sti-

mulans, et avoir sollicité l'organe de la peau et le genre
nerveux par l'application successive des ventouses et
des vessicatoires. Si les médecins Allemands se trompent
quelquefois sur la cause des apoplexies, et si leur pré-
vention leur fait négliger en ce cas un peu trop la saignée, l'excès opposé n'est-il pas plus dangereux encore,
et n'a-t-on pas à se reprocher en France d'adopter trop
uniformément peut-être une méthode qui ne peut jamais
être indifférente dans les apoplexies surtout ? Il est une
autre vérité, qui n'est pas moins importante, c'est que les
gens de qualité et les personnes riches qui habitent les
villes en Allemagne, vivant plus largement, et, si on
ose le dire, un peu plus à la françoise, acquièrent un
tempérament très-différent de celui du reste de la
nation, et qu'ils ont assez souvent besoin de saignées ;
en revanche, on peut dire que les pauvres en France
ont presque les mêmes raisons que les Allemands pour
n'y avoir recours qu'avec précaution ; il faudroit donc,
sur ce point surtout, traiter le peuple François comme
on fait les Allemands en général, et les plus riches en
Allemagne comme les François.

Les mêmes raisons qui semblent souvent interdire
la saignée aux Allemands leur indiquent d'employer
plus fréquemment les purgatifs, les apéritifs, les toniques et les sudorifiques dans la plupart de leurs maladies. En effet, on remarque presque toujours une saburre visqueuse, des engorgemens lents, pituiteux qu'il
faut diviser, des solides relâchés qu'il faut raffermir ;
c'est pourquoi les médecins de ce pays, qui savent
combien les maladies tiennent à la constitution primitive, emploient fréquemm ent, et souvent avec succès,
les poudres nitreuses, apéritives, tempérantes ; les
quintessences amères, spiritueuses ; les vins cordiaux ;
l'esprit de nitre dulcifié, distillé ; les infusions d'espèces amères, cordiales, céphaliques ; et purgent de préférence avec les résines qu'ils savent adoucir avec l'huile

de tartre par défaillance, correctif supérieur au sucre, au jaune d'œuf et aux cordiaux dont fourmillent nos dispensaires.

Mais si les médecins Allemands sont autorisés à préférer cette manière d'évacuer la matière morbifique, ou d'en procurer la mutation, à celle qui est en usage parmi nous, il faut convenir qu'ils n'insistent pas assez sur la boisson copieuse, toujours nécessaire pour assurer, accélérer ou modérer l'effet des remèdes actifs, stimulans, qu'ils emploient ; il est vrai qu'ils rencontrent sur cet objet de la résistance de la part de leurs malades qui, sans cesse abreuvés en santé par le thé, le caffé, la biere, etc., croient sans doute qu'en maladie la diminution dans la boisson est un moyen pour rétablir l'équilibre entre les solides et les fluides, dont la perte fait alors l'objet de leurs inquiétudes ; c'est pourquoi ils cherchent de préférence à augmenter la résistance des vaisseaux et à établir l'uniformité de leurs calibres. D'autres peuples, avec lesquels ils ont sur ce point quelqu'analogie primitive, sont plus conséquens dans le moyen de se conduire en maladie : ils boivent copieusement de la petite biere qui leur tient lieu de tisanne, et quoique la fermentation qu'elle a éprouvée la rende suspecte et dangereuse dans quelques cas particuliers, cette boisson vaut cependant mieux en maladie que de n'en donner aucune, ou que de n'admettre que des boissons échauffantes, incendiaires, peu propres à servir de véhicule à des remèdes déjà trop énergiques par eux-mêmes.

Si, dans quelques maladies aiguës, qui ont quelque caractère inflammatoire, les médecins praticiens Allemands, en ne saignant pas, ou en saignant trop peu leurs malades, s'écartent quelquefois des principes généraux, même de ceux avoués et recommandés par les auteurs les plus célèbres de leur nation, ils croient y être encore moins astreints dans les maladies putrides, et singulièrement dans la fièvre qui porte ce nom, et dans ce cas ils ont presque toujours raison ; mais ils proscriventpresque aussi généralement les évacuans dans les commencemens de cette maladie, et en cela il est prouvé qu'ils ont souvent tort. Nous pensons en France que, dans les maladies de ce genre, il faut presque toujours enlever, diminuer le foyer, et d'après ce principe, que nous généralisons quelquefois trop, nous nous hâtons de donner un vomitif et de purger les malades. Les Allemands au contraire, ne perdant jamais de vue sans doute l'épaississement originel des humeurs de leurs malades, croiroient aggraver la maladie et rendre les crises plus difficiles, quelquefois même impossibles, s'ils se livroient à cette pratique, et ils lui préfèrent ce qu'ils appellent la préparation des humeurs, de laquelle et des efforts de la nature ils attendent paisiblement la coction. Leur attente, il est vrai, est quelquefois trompée, et la matière est souvent si abondante, si peu susceptible de division, et les évacuations putrides sont si peu considérables, que les viscères en sont affectés et sensiblement surchargés, d'où résultent des stases, des engorgemens putrides, des suppurations meurtrières, la gangrène et la mort ; ou, quand on échappe à ces premiers principes de destruction, on a toujours à soutenir ou à combattre des crises imparfaites, des abcès cruds et interminables, des parotides, des flux colliquatifs, avantcoureurs de la consomption la moins équivoque. Toutes les fois que la matière n'est pas trop abondante, qu'elle est moins crue, que la putridité est moins exaltée, et que les symptômes sont moins pressans, la méthode des Allemands (ou plutôt celle d'Hippocrate), et leur manière d'agir, qui ne contrarie pas, qui perfectionne au contraire la coction qui doit s'en faire, est assurément la seule vraie ; leur malheur est souvent de n'avoir pas évacué dans les premiers momens de la turgescence, comme l'a décidé et expres-

sément recommandé le prince de la médecine ; et pour
dire la vérité, on tombe quelquefois en France dans le
défaut opposé, en procurant trop légèrement ces évacuations premières, en les précipitant trop et en les
regardant d'une utilité trop générale. Le vrai point,
pour les Allemands, seroit d'allier à leur prudence,
souvent trop circonspecte, un peu de la précipitation,
quelquefois trop précautionnée, de leurs voisins, en
un mot de suivre exactement, dans cette circons-
tance surtout, la sentence d'Hippocrate qui est de la
plus grande vérité : *Concocta medicari atque mo-
vere oportet, non cruda, neque in principiis,
modo non turgeant, plurimis vero non turgent.*

Le défaut d'évacuation dans le commencement des
maladies putrides produit en Allemagne beaucoup plus
qu'en France, à la fin des maladies, des éruptions pourprées, presque toujours d'un mauvais augure ; on
diroit, à la tranquillité des médecins et des malades,
qu'ils s'y attendent, et quand elles sont blanchâtres,
et conséquemment de la plus mauvaise qualité, il y a
de part et d'autre une résignation réciproque, qui leur
fait regarder cet événement comme une terminaison
malheureuse que rien ne peut prévenir ni empêcher ;
c'est néanmoins souvent une erreur, et elle seroit bientôt démontrée telle, si, secouant les préjugés, on redou-
toit moins les évacuations dans le principe de cette
terrible maladie.

En rendant justice à la méthode que suivent les médecins Allemands, quand elle est conforme aux vrais principes et à la saine pratique, nous ne pouvons nous
empêcher de la condamner, quand elle nous paraît y
être absolument contraire et que l'événement justifie
le jugement que nous en portons. Il est de principe en
France, et dans les pays méridionaux sur-tout, que la
diète est presque toujours le premier des moyens curatifs, dans les maladies aiguës sur-tout. En Allemagne,

ce point de doctrine n'est pas toujours assez fidèlement
exécuté, et on s'en écarte souvent, sous prétexte d'en-
tretenir les forces et de donner le temps à la nature
d'opérer ; il est vrai que les alimens que l'on se permet
alors ne sont pas ordinairement bien succulens ; mais
du biscuit, des crèmes de riz, des farineux et du vin
cordial, le sont toujours trop pour des personnes en qui
les sucs digestifs sont altérés, et quelquefois supérieurement dépravés. Il est vrai qu'on commet en France
une faute à peu près égale, en donnant beaucoup et
beaucoup trop de bouillon ; mais cette erreur qui est
celle des malades, et contre laquelle la bonne médecine
s'est de tout temps élevée, diminue tous les jours, et il
est à présumer que nous touchons à la fin ; on ne s'en
apperçoit déjà presque plus dans la capitale, où elle est
au moins reléguée parmi le peuple.

Mais s'il y a quelque différence entre la manière de
faire la médecine en Allemagne et celle qui est suivie
en France, si, à quelques égards, les François l'emportent sur les Allemands, même en estimant scrupuleu-
sement la différence de leurs tempéramens respectifs,
on ne peut se dissimuler que, quand il s'agit des maladies chroniques, les Allemands ne l'emportent aussi sur
les François, et cette différence est due en partie au
caractère des deux nations.

En France, quelque maladie chronique que l'on ait,
quelque considérable qu'elle soit par elle-même ou par
ses conséquences, on ne veut presque jamais changer
sa manière de vivre, ou l'on y revient très-prompte-
ment. On ne peut s'astreindre long-temps au même
remède, quelqu'indiqué qu'il soit, et quelque bien qu'il
fasse d'abord. On veut sa guérison ; mais on la veut
prompte ; et le malade, bientôt dégoûté des moyens
lents, quoique plus sûrs, les change contre d'autres
annoncés par la renommée et qu'on lui présente toujours sous l'aspect le plus avantageux, ou dont on

assure le succès le plus prompt. C'est ainsi qu'on varie ses remèdes, qu'on change ses médecins, et que passant insensiblement à la classe des charlatans, on finit enfin par les plus abjects et les plus ignorans, et qu'on leur accorde d'autant plus de confiance qu'ils en méritent moins et qu'ils sont plus notés pour n'avoir rien fait qui puisse les en rendre dignes. Quelques médecins françois semblent eux-mêmes approuver cette confiance dangereuse, par la facilité qu'ils ont de se prêter aux fantaisies des gens riches qui croient qu'en maladies, comme en affaires, rien ne doit leur résister. D'ailleurs, les médecins françois, quelque savans qu'ils soient, participent du génie de la nation, et ils sont aisément rebutés eux-mêmes des remèdes qui n'opèrent pas assez promptement, et leur fécondité ne répondant pas toujours ni aux fantaisies de leurs malades, ni souvent à leur impatience, ils préfèrent de laisser la carrière libre à des subalternes qui en abusent; ou sans abandonner totalement le malade, ils souffrent qu'il pratique sous leurs yeux des remèdes que souvent ils désapprouvent, que quelquefois même ils condamnent absolument.

En Allemagne, les médecins, jaloux de la dignité de leur état et de leurs fonctions, ne permettent jamais qu'on consulte devant eux et qu'on leur associe des gens qui ne soient pas médecins, et ils ne cessent jamais de voir eux-mêmes leurs malades, quelque longue, quelque désespérée que soit la maladie; ils ont la constance d'employer le même remède, le même régime pendant des années entières, et c'est à cette persévérance qu'ils doivent les cures les plus surprenantes, souvent inconnues dans nos climats; leurs malades, par confiance ou par caractère, se prêtent aisément à cette pratique uniforme, qui paroîtroit rebutante aux François, et l'on a vu des exemples de constance en ce genre qui paroîtroient incroyables et même extravagans, s'ils n'avoient été couronnés du plus éclatant succès. Telle est la différence des deux nations dans un genre qui mérite notre attention, puisque, dans bien des circonstances, nous gagnerions à nous y conformer; telle est la source de cette méthode contractée par beaucoup d'Allemans, de boire pendant un temps très-considérable des eaux aigrelettes, aérées, de les mêler habituellement avec le vin de Moselle, le vin du Rhin; telle est la source de celle qui conduit périodiquement tant de malades aux eaux thermales, qui les y assujettit constamment, comme au point essentiel et physique de leur conservation. Mais ce que les malades ne voient pas toujours dans le conseil que leur en donne le médecin, c'est le désir qu'a ce dernier, en outre de ce qu'il attend des eaux, de leur procurer de l'exercice; il sait, ce médecin, que l'Allemand, taciturne et compassé et ne faisant que peu ou point d'exercice, a besoin d'être remué, agité et transporté d'un lieu dans un autre; qu'il lui faut des motifs pour le déterminer, et que celui de prendre les eaux est d'autant plus séduisant qu'il porte avec lui le principe de la conviction; c'est ainsi qu'il faut savoir tirer parti des défauts même de sa nation, pour son propre avantage.

Une autre raison du peu de succès qu'ont quelquefois les médecins françois dans le traitement des maladies chroniques, c'est la répugnance qu'ils ont pour les remèdes actifs. On diroit qu'ils craignent toujours d'irriter, de déchirer les fibres, de trop exalter les humeurs et de décomposer les sucs. Ce n'est pas qu'ils n'aient supérieurement raison, quand, dans le commencement du traitement de la plupart de ces maladies, ils emploient les bains multipliés, le petit lait, les boissons émolientes, légèrement apéritives, savoueuses, et qu'ils ne se permettent que des purgatifs doux; mais ces remèdes ne devroient alors être censés que préparatoires, et malheureusement on les regarde souvent comme curatifs, et l'on n'emploie presque jamais, ou l'on emploie trop tard des remèdes plus énergiques, des purgatifs plus stimulans ou des toniques qui aient une certaine action. Que résulte-t-il de cette pratique ennuyeuse et presque toujours insuffisante? C'est que les malades s'en dégoûtent et se livrent à des charlatans, dont la témérité est le seul mérite.

Pour guérir le malade, il ne falloit quelquefois plus qu'un remède un peu actif qui évacuât les humeurs trop long-temps délayées, ou qui stimulât des fibres trop relâchées et sans ressort ; tout étoit préparé pour en recevoir avantageusement l'impression ; mais le médecin trop circonspect, disons le mot : trop craintif, n'a osé le donner, ou a trop tardé à le proposer, et il est remplacé par un aventurier, qui profitant, sans s'en douter, de la disposition favorable où l'on a mis le malade, lui administre hardiment son remède cordial, résineux, aloétique (le seul qu'il connoisse), précisément dans le cas où il convient, et sa témérité est couronnée du plus heureux succès.

Mais si le charlatan réussit cette fois, pour avoir été appellé dans le moment favorable, dont il ne connoissoit pas même l'importance, combien de maux n'a pas produit l'imitation qu'on a voulu faire d'une pratique toujours dangereuse, quand on n'y est pas assez préparé. Combien d'essais meurtriers du même remède donné dans des circonstances moins heureuses, et pour tout dire, combien de victimes n'a pas quelquefois coûté le salut d'un seul? On ne reproche pas aux médecins allemands de n'oser donner des remèdes actifs dans les maladies chroniques ; ils n'en usent que trop au contraire quelquefois, et ils ne les font pas toujours précéder de délayans suffisans pour en favoriser et en assurer l'action ; mais leur tempérament les rend moins susceptibles de l'impression de ces remèdes, et, eu égard à leur constitution, il faut convenir aussi qu'ils n'ont pas besoin de tant de préparation que les François pour en tirer avantage.

Si la médecine pratique allemande est, à bien des égards, aussi avantageuse que la nôtre, si elle lui est même quelquefois supérieure, s'il y a au moins quelque chose à gagner à s'occuper des différentes manières de penser et d'agir des ministres de la santé des deux nations, il faut convenir encore d'une autre différence, au moins aussi importante. Les médecins allemands donnent beaucoup de remèdes; ils en donnent quelquefois trop, et la polypharmacie est trop en crédit chez eux; les malades, assujettis à cette quantité et à cette variété de médicamens, en ont contracté l'habitude, et ils se croiroient abandonnés, si on leur en retranchoit quelque partie. Sous ce point de vue, qui paroit séduisant, on peut leur passer quelques poudres absorbantes, quelques mixtures, quelques infusions peu utiles, auxquelles on assujettit les malades; mais leurs médecins devroient travailler à faire cesser insensiblement cet abus, souvent poussé trop loin; ils en sont les maîtres. Les médecins françois, au contraire, ne donnent peut-être pas assez de remèdes, ils ont trop simplifié la médecine, et ils ont renoncé à mille moyens de guérir, dont l'inutilité ne leur est peut-être pas assez démontrée; et quand d'ailleurs ces moyens ne seroient pas de première nécessité, il est des cas où il est souvent prudent de les employer, pour occuper moins désagréablement le malade et les assistans, et donner le temps au médecin de méditer sur d'autres plus essentiels et plus efficaces, et de placer à propos et sans être contredit le remède qui doit opérer la guérison.

Les médecins françois joignent à la science de leur art la politesse, l'urbanité de leur nation, et quelques-uns beaucoup d'amabilité; mais ces qualités sont quelquefois, de la part des malades, une raison de plus

pour suggérer à leurs médecins leur propre goût, leur
faire adopter leurs fantaisies et les faire vaciller, s'ils
le pouvoient, dans leurs opinions. On peut se permettre en effet plus d'écarts dans le régime, plus d'in-
constance dans le traitement avec un médecin savant
et poli, mais trop facile, qu'avec celui qui n'est que
savant et sincère, et malheureusement les malades se
font aisément illusion sur ces qualités et confondent
quelquefois ces caractères. Les Allemands se croient
autant les juges que le conseil de leurs malades, et ils
agissent presque toujours en juges sévères ; ils sont en
garde contre toutes les insinuations, et si leur réponse
est toujours honnête et raisonnable, leur avis ne cesse
jamais d'être ferme et constant.

On comprend bien que tout ce qui vient d'être dit
de l'Allemagne est relatif à la position précise des
lieux, et qu'il y a quelque différence entre la partie de
l'est et celle de l'ouest, entre le septentrion et le midi ;
que plus on approche de l'une, plus on s'écarte des
défauts qui sont comme naturels à l'autre ; qu'à Vienne
et dans les principales cours, l'éducation ayant changé
la manière d'être et de vivre, le tempérament change
proportionnellement ; que les Alsaciens, sous ce point
de vue, sont insensiblement devenus François ; que la
pratique de médecine doit conséquemment varier, et
qu'elle ne peut ni ne doit être alors assimilée à celle
qui est en usage dans le Brandebourg, le pays de Ha-
novre et la Westphalie. Il en est des Allemands comme
de tous les autres peuples qui se jugent plus par leur
position, leurs habitudes, leur manière d'être, considé-
rées sous tous les aspects, que par leur nom : un voya-
geur attentif et instruit saisira aisément les différences,
et il appercevra parmi les Allemands sur-tout une
grande diversité à l'égard des mœurs, de la disposition
de l'esprit et de la manière de vivre ; et cet Essai, n'é-
tant qu'un apperçu du caractère national, ne doit être

jugé que sous ce point de vue, qu'il seroit peut-être intéressant de développer et de perfectionner davantage. Nous remettons à l'année prochaine de rendre compte de la manière dont la chirurgie et la pharmacie s'exercent en Allemagne (36).

---

(36) L'*État de la médecine, chirurgie et pharmacie* n'ayant pas eu de suite, l'article annoncé sur « la manière dont la chirurgie et la pharmacie s'exercent en Allemagne » n'a point paru.

Poitiers. — Imp. G. Roy, 7, rue Victor-Hugo.